AF246755

L'EAU POTABLE

LES
SIGNES QUI LA FONT RECONNAITRE

A L'USAGE DES

Propriétaires, Cultivateurs, Agriculteurs, etc.

PAR

Edouard BINET

DOCTEUR EN MÉDECINE

ANCIEN CHEF DE LABORATOIRE

OFFICIER D'ACADÉMIE, ETC.

PARIS

IMPRIMERIE DE LA FACULTÉ DE MÉDECINE

Henri JOUVE

15, RUE RACINE, 15

1897

L'EAU POTABLE

LES
SIGNES QUI LA FONT RECONNAITRE

A L'USAGE DES

Propriétaires, Cultivateurs, Agriculteurs, etc.

PAR

Edouard BINET

DOCTEUR EN MÉDECINE

ANCIEN CHEF DE LABORATOIRE

OFFICIER D'ACADÉMIE, ETC.

PARIS

IMPRIMERIE DE LA FACULTÉ DE MÉDECINE

HENRI JOUVE

15, RUE RACINE, 15

1897

L'EAU POTABLE

LES

Signes qui la font reconnaître

Les vapeurs d'eau qui sont tenues en suspension dans l'air se transforment, à un moment donné, en pluies sous l'influence du refroidissement des couches supérieures de l'atmosphère. Une partie de ces pluies s'écoule à la surface de la terre ou à une profondeur peu considérable pour constituer ou grossir les cours d'eau, rivières et fleuves ; l'autre partie au contraire pénètre profondément dans l'intérieur des terres, traverse les terrains perméables, contourne les parties rocheuses et, s'infiltrant à travers les crevasses ou entre les différentes couches stratifiées, vient former les sources.

D'après leur nature, les eaux sont plus ou moins pures : les eaux de pluie, très pures à leur origine, se chargent en traversant l'atmosphère de gaz et de matières organiques et inorganiques qu'elles tiennent en dissolution ou en suspension, mais généralement en petites proportions ; les eaux souterraines, après un parcours plus ou moins long à travers les différentes couches terrestres, dissolvent ces mêmes matériaux, surtout les principes minéraux, en quantité plus ou moins abondante.

D'après leur composition ces eaux, d'origine différente, peuvent servir aux usages domestiques ou bien être rejetées de la consommation.

L'eau d'alimentation doit être sans saveur et sans odeur ; elle doit aussi être limpide et incolore. Mais ce n'est pas toujours dans cet état qu'on la rencontre, soit qu'il s'agisse de l'eau de pluie, soit qu'il s'agisse des eaux ayant séjourné un certain temps en contact avec le sol ou avec les couches souterraines. Elles varient en effet presque à l'infini dans leur composition, et leur nature dépend de leur origine ou de la constitution du sol qui les a fournies. Aussi a-t-on divisé les eaux en plusieurs classes dont les deux principales sont : 1° *les eaux météoriques*, c'est-à-dire celles qui résultent de la condensation des vapeurs de l'atmosphère (pluie, brouillard, neige, givre, grêle), et 2° *les eaux telluriques*, beaucoup moins pures que les premières et tenant en dissolution un certain nombre de principes salins en rapport avec les terrains traversés.

Les eaux telluriques, c'est-à-dire celles qui proviennent du sol, sont divisées elles-mêmes en *eaux douces* et en *eaux crues*, d'après leur composition et l'usage qui peut en résulter. Les eaux douces seules peuvent servir à l'alimentation : elles contiennent peu de matières salines ; les eaux crues au contraire sont chargées de ces principes et doivent être rejetées des usages domestiques.

D'après Wurtz, une eau, pour être potable, doit être « fraîche, limpide, sans odeur, d'une saveur faible mais agréable, et qui ne soit ni fade, ni salée, ni douceâtre, cuire les légumes en les ramollissant, dissoudre le savon. »

Un autre signe, mais d'un autre ordre, consiste dans l'innocuité absolue qu'un usage prolongé de cette eau manifeste sur l'organisme ; enfin une eau potable ne doit pas se troubler sensiblement par l'ébullition et ne laisser qu'un faible résidu par l'évaporation.

De tels caractères se rencontrent dans la plupart des eaux de sources et de rivières, et aussi dans les eaux des puits et des lacs.

Les eaux douces contiennent en dissolution une petite quantité de sels, principalement des sels calcaires, et aussi des sels alcalins, des sels magnésiens, de la silice ; on y rencontre aussi quelques matières organiques. Ces faibles proportions de principes minéraux constituent une des propriétés importantes des eaux d'alimentation : elles sont nécessaires même et donnent à l'eau sa qualité d'eau potable. En effet, les eaux les plus pures, l'eau distillée, les eaux météoriques, ne sont point aussi propres à la consommation : une certaine proportion de matières minérales est indispensable.

Ce sont surtout des sels de chaux que contiennent les eaux douces (carbonates, sulfates, et parfois azotates, phosphates et chlorures).

Le carbonate et le phosphate de chaux, peu solubles, sont maintenus en dissolution dans l'eau grâce à l'acide carbonique que celle-ci contient ; lorsque la proportion des sels est trop considérable ou lorsque l'acide carbonique vient à se dégager,

le carbonate et le phosphate de chaux se
précipitent. Une eau, pour être potable, ne
doit pas contenir plus de 50 centigrammes
par litre de carbonate de chaux ; quant au
phosphate, on n'en trouve généralement
que des traces. Les eaux carbonatées et
phosphatées faibles, loin d'être nuisibles à
la santé, sont au contraire favorables au
bon fonctionnement de l'organisme.

Il n'en est pas tout-à-fait de même des
eaux sulfatées, chlorurées ou azotées :
celles-ci doivent plutôt être considérées
comme nuisibles, à moins que la proportion des matières fixes soit très peu considérable : une eau sulfatée ne doit pas contenir plus de quinze à vingt centigrammes
de sulfate de chaux par litre. Les eaux
azotées, qui sont très favorables à la végé-
tation, sont au contraire les plus nuisibles
à la santé, les azotates se formant le plus
souvent par suite de la décomposition des
matières organiques contenues dans le
sol.

Les sels magnésiens, que l'on trouve
assez souvent dans les eaux, doivent également n'y être contenus qu'en faible proportion (moins de vingt centigrammes par
litre).

Les sels alcalins (potasse et soude) se

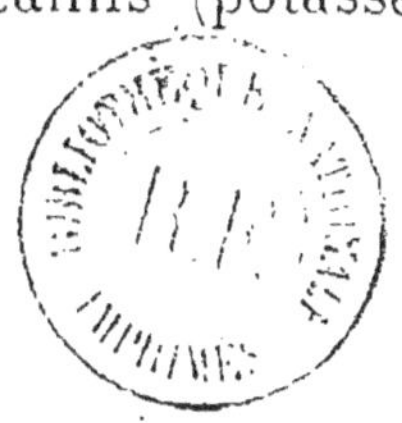

rencontrent dans les eaux de certaines régions ; pour être propres à l'alimentation, ces eaux ne devront contenir que quelques milligrammes par litre de substances alcalines.

D'autres principes minéraux peuvent également être contenus dans l'eau, mais seulement à l'état d'exception ; tels sont la silice, l'oxyde de fer, l'alumine, l'iode, le brome, etc. ; en général, on n'en rencontre que des traces.

Mais si les matières salines, loin d'être toujours nuisibles, sont parfois utiles pour l'organisme lorsque leurs proportions sont assez faibles, les matières organiques au contraire sont d'ordinaire nuisibles. Et parmi les matières organiques, nous comprenons surtout les produits de la décomposition des végétaux et des animaux. Ces eaux, impropres à la boisson et aux différents usages domestiques, se rencontrent principalement dans les terrains marécageux, les tourbières et aussi les puits situés dans le voisinage des fermes ou des égoûts. Les fleuves et les rivières contiennent généralement une assez forte proportion de matières organiques, surtout ceux qui coulent aux environs des grandes villes où les usines déversent dans leurs eaux les détritus de la fabrication. Les ferments ou les matières organiques sont tenus en suspension ou en dissolution dans l'eau ; celle-ci est susceptible de se putréfier et d'acquérir une odeur et une saveur qui doivent la faire rejeter de l'alimentation.

Néanmoins presque toutes les eaux, même celles que nous reconnaîtrons comme potables, peuvent contenir une certaine quantité de ces principes d'origine végétale ou animale : lorsque leur proportion sera très minime, elles pourront être livrées à la consommation. Du reste par le filtrage on atténue considérablement la quantité de ces matériaux nuisibles, et on doit admettre généralement que toute eau dont on n'est pas absolument sûr, doit être filtrée avant que d'être soumise à l'alimentation.

Mais, en dehors des sels et des matières organiques, on peut rencontrer dans l'eau des corps figurés, de dimensions microscopiques et qui échappent à l'observation des personnes que leurs études n'ont pas préparées à leur recherche ; je veux parler des germes ou microbes des maladies contagieuses. Ce sont principalement les puits qui peuvent se trouver contaminés par les infiltrations de purins ou de latrines situés à proximité. Les déjections des malades affectés de maladies contagieuses, surtout de fièvre typhoïde et de choléra, peuvent altérer les eaux du voisinage, principalement à la campagne où toutes les prescriptions de l'hygiène ne sont point observées rigoureusement et où les matières fécales des contagieux sont parfois rejetées sur le fumier avant d'avoir été désinfectées. Dans ces cas l'eau peut contenir des germes des maladies citées précédemment et venir contagionner les populations qui en font usage. C'est pourquoi, en temps d'épidémie surtout, l'eau des puits situés au voisinage des habitations doit être filtrée avec soin et même bouillie, si sa qualité paraît douteuse. Je sais bien qu'on est très sceptique à la campagne sur ce sujet, mais les différentes épidémies observées dans le cours de ces dernières années ne laissent aucun doute sur le rôle de l'eau contaminée dans l'éclosion de la fièvre typhoïde en particulier.

Nous avons vu que les eaux douces ne renfermaient que très peu de matières salines en dissolution. Les eaux crues, au contraire, en renferment des proportions plus ou moins considérables qui les font rejeter de l'alimentation. Leur saveur est souvent désagréable ; elles sont lourdes et impropres à la digestion. Quand ces eaux contiennent des principes minéraux en quantité suffisante pour exercer sur l'économie une action thérapeutique déterminée, on leur donne le nom d'*Eaux minérales* ; nous n'avons pas à nous en occuper ici.

L'eau potable doit contenir une certaine proportion de gaz et, en premier lieu, de l'air. En effet, l'eau distillée qui, au point de vue chimique, est réellement pure, est impropre à l'alimentation ; sa saveur est fade et sa digestion pénible ; pour qu'elle devienne potable il convient qu'elle soit aérée, c'est-à-dire qu'elle contienne en dissolution les principaux gaz de l'air (oxygène, azote et acide carbonique).

Les eaux de pluie, de rosée, de brouillard, sont des eaux relativement pures ; elles contiennent bien en dissolution de l'oxygène, de l'azote et de l'acide carbonique, mais également certains autres gaz qui se trouvent accidentellement dans l'atmosphère (ammoniaque, acide azotique, etc.), des corps en suspension et aussi différents sels. Mais la quantité de ces substances salines, dont l'eau s'est chargée en traversant les diverses couches d'air, est relativement très faible, trop faible même, et c'est justement la raison qui fait préférer les eaux de sources aux eaux de pluie, quoique celles-ci soient plus pures.

En résumé, au point de vue de l'alimentation, on préférera toujours les eaux de sources ; parmi celles-ci les eaux douces seront seules affectées à consommation. Les eaux de pluie pourront également être employées pour les usages domestiques, mais à la condition qu'elles soient conservées dans des réservoirs absolument propres ou dans des citernes convenablement construites. Enfin l'eau. pour être potable, devra réunir les conditions suivantes que nous avons déjà énumérées : être fraîche, limpide, sans odeur, d'une saveur agréable, exempte de matières organiques et de germes infectieux ; elle devra en outre cuire les légumes en les ramollissant et dissoudre le savon.

Ces deux derniers caractères sont suffisamment pratiques pour indiquer la nature de l'eau de consommation ; mais leur simplicité même montre qu'ils ne sont pas toujours infaillibles. Dans le doute on devra avoir recours à l'analyse chimique qui démontrera la composition exacte de l'eau et le dosage des différents éléments qu'elle peut tenir en dissolution ou en suspension.

Certaines eaux, non potables au moment où elles sont recueillies, peuvent être livrées à la consommation après avoir subi un traitement approprié.

Les eaux tenant en suspension des matières terreuses, comme il arrive fréquemment après une inondation, peuvent servir aux usages domestiques après repos et filtration. Mais il est bon de remarquer que les filtres de fontaines en terre poreuse, utilisés fréquemment dans les campagnes, ne mettent point obstacle au passage des matières organiques en dissolution ni des microbes infectieux.

Ces filtres ne peuvent séparer que les matières en suspension, mais non celles dissoutes ; ils s'encrassent facilement et doivent être souvent nettoyés afin d'éviter par leur fait même la putréfaction possible de l'eau qui y séjourne. Les filtres de charbon aggloméré semblent donner de meilleurs résultats ; mais, comme tous les filtres, ils doivent être brossés fréquemment afin d'éviter l'encrassement.

Le seul procédé vraiment sérieux pour l'épuration des eaux consiste dans l'ébullition prolongée. Celle-ci détruit non-seulement les germes contagieux, mais encore modifie la constitution chimique de l'eau. La trop grande proportion de carbonate de chaux, tenue en dissolution grâce à l'acide carbonique en excès, se dépose par suite de l'ébullition, l'acide carbonique se dégageant en même temps que les autres gaz : l'eau bouillie doit être aérée, avant de servir à la boisson. Une petite quantité d'eau de chaux, ajoutée à l'eau en expérience, provoquerait également la précipitation du carbonate calcaire.

Le sulfate de chaux est précipité par le carbonate de soude ; le carbonate de chaux formé se précipite et le sulfate de soude, résultant de la double décomposition, reste en solution : sa faible proportion ne rend pas l'eau impropre aux usages domestiques.

Les matières organiques qui existent dans l'eau sont détruites par l'action prolongée du fer. Des clous, séjournant dans une eau chargée de composés organiques, détruisent peu à peu ces principes et rendent cette eau propre à l'alimentation. Mais ce procédé ne peut réussir qu'avec une eau médiocrement altérée, l'ébullition

prolongée seule donnant des résultats
sérieux.

En temps d'épidémie, c'est à l'ébullition
prolongée que l'on doit avoir recours pour
assainir une eau qui doit servir à l'alimentation. Mais ce procédé, si simple, ne peut
convenir que pour de petites quantités
d'eau suspecte. Dans tous les cas l'ébullition devra être suivie de repos et de filtration.

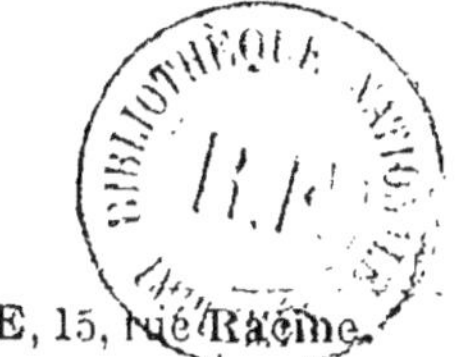

Paris. — Imprimerie Henri JOUVE, 15, rue Racine.